Illustrationen: Conny Wolf
Texte: Kurt Hörtenhuber
Druck: h+s druck, A-4910 Ried
ISBN 978-3-900244-67-5

Verlag OUPS GmbH & Co KEG
A-4910 Ried im Innkreis, Austria
Volksfeststraße 16/EG
www.oups.com

OUPS©

wahre schönheit...

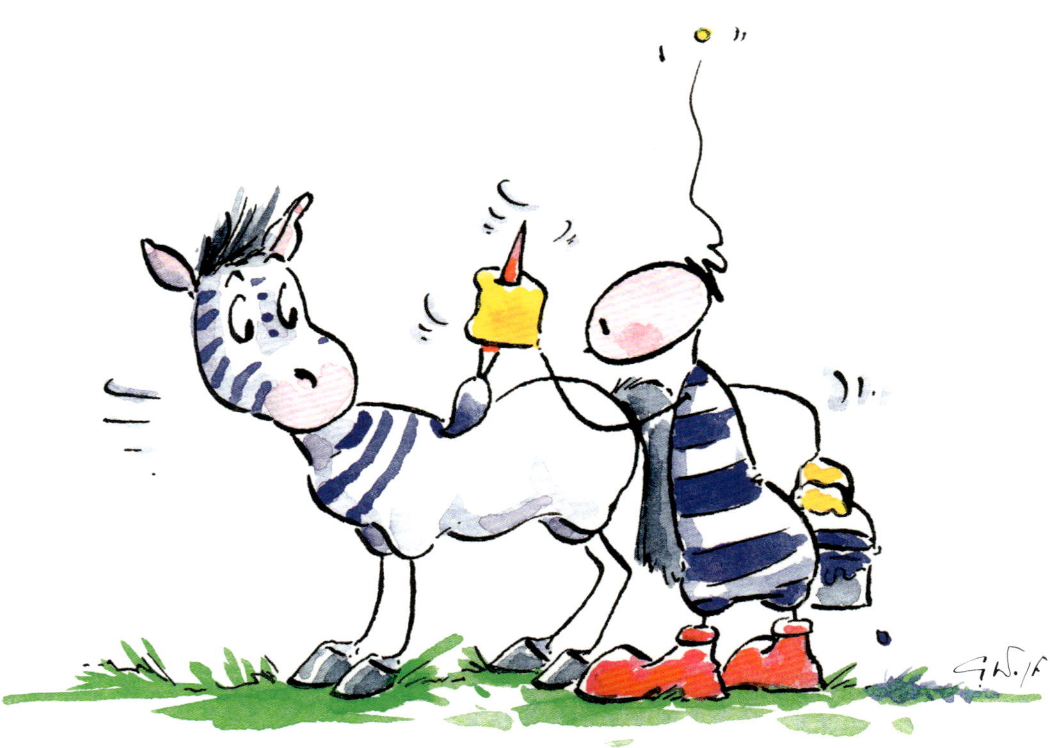

Was dem einen gefällt,
muss andere noch lange nicht begeistern.

Das ist der 12. Band der Buchserie Oups, der sich diesmal dem Thema „Schönheit" widmet. Freuen sie sich auf eine „bildschöne" Geschichte mit zauberhaften Cartoons von Künstlerin Conny Wolf und Autor Kurt Hörtenhuber, denen in diesem Buch am Herzen liegt, zwischen „wahrer Schönheit" und „diktiertem Schönheitsideal" zu unterscheiden.

Ist Ihnen Oups bereits begegnet?

*Oups lebt auf einem fernen Stern, dem „Planet des Herzen",
auf dem das größte Gut die Liebe ist.
Streit, Neid oder Missgunst kennt man dort oben nicht.*

Weil Oups wissen wollte, warum die Menschen ganz anders leben, sich viele das Leben so schwer machen, streiten und sogar Kriege führen, beschloss er zur Erde zu fliegen und zwei Geschenke zu überbringen: die Liebe und die Freude …

So wurden die Menschen zu Freunden, die er immer wieder gerne besuchte. So wie in dieser Geschichte …

Viel Freude mit Oups!

Conny Wolf und Kurt Hörtenhuber

Wieder einmal begleitete Oupsinchen ihren Freund Oups auf eine Reise zur Erde...

... das pulsierende Leben an diesem Ort verblüffte Oupsinchen derartig, dass es ihr fast die Sprache verschlug. Oups hatte sie in das Zentrum einer Großstadt geführt. Staunend beobachteten sie dort das lebhafte Treiben und die bunte Vielfalt des Angebotes in den aufwändig gestalteten Schaufenstern. Kleidung, Schmuck, Schuhe, Kosmetikartikel und vieles mehr, so weit das Auge reichte. Auf den Gehwegen tummelten sich endlose Kolonnen von Menschen. Manche bummelten langsam und gemütlich, andere hetzten gestresst von Geschäft zu Geschäft, als würde es am nächsten Tag nichts mehr zu kaufen geben.

Auch für Oups war der Besuch einer so großen Stadt immer wieder ein besonderes Erlebnis, aber auch sehr anstrengend. Es schien ihm, als würden sie beide ständig gegen den Strom marschieren, egal in welche Richtung sie gingen.

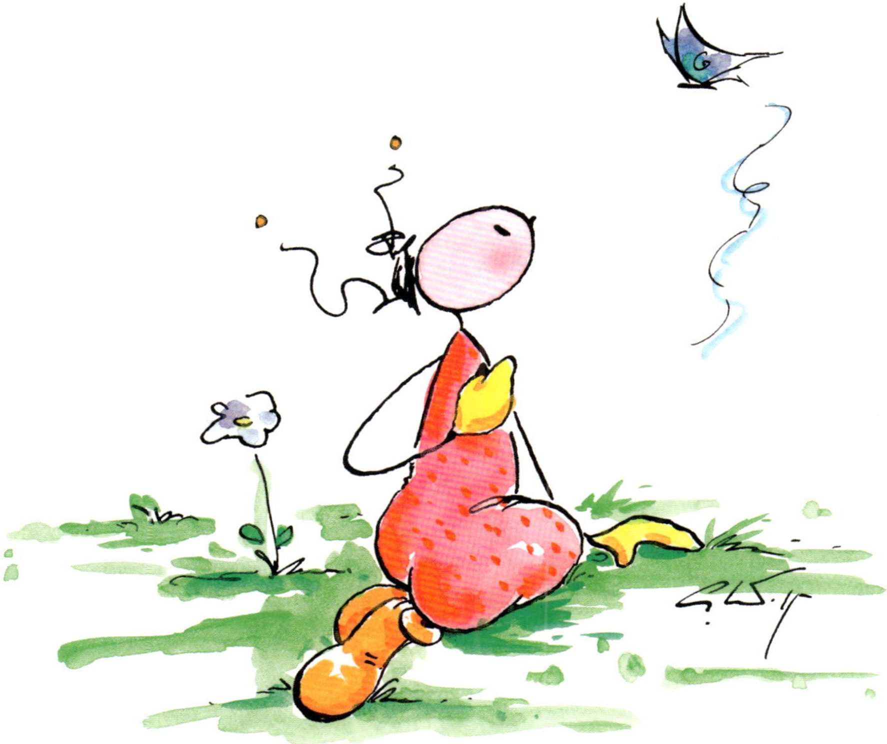

Geh langsam, lass die Zeit mal steh'n,
um das Schöne um dich herum zu seh'n.

Erschöpft vom Stadtbummel ließen sich die beiden am Abend in ihrem kleinen Hotelzimmer außerhalb des Zentrums ins Bett fallen. Trotz ihrer Müdigkeit konnten jedoch beide nicht einschlafen. Zu sehr waren sie von den vielen Eindrücken überwältigt. So unterhielten sie sich noch lange.

Oupsinchen hatte besonders die riesige Auswahl an Bekleidung fasziniert und fragte ihn: „Wie kann man bei einem so riesigen Modeangebot überhaupt das Passende finden?
Was trägt man denn hier in dieser Stadt? Ich weiß gar nicht, was ich hier anziehen soll."

„Wieso fragst du was man hier trägt? Dir selbst sollte es gefallen, das ist doch das Wichtigste, oder?", fragte Oups.

„Sollte es nicht wenigstens auch dir gefallen, was ich anziehe?"

„Schon … aber nicht unbedingt. Denn viel wichtiger ist mir, dass du Freude daran hast. Denn wenn du Freude an deinem Aussehen hast, werde ich deine Freude spüren. "

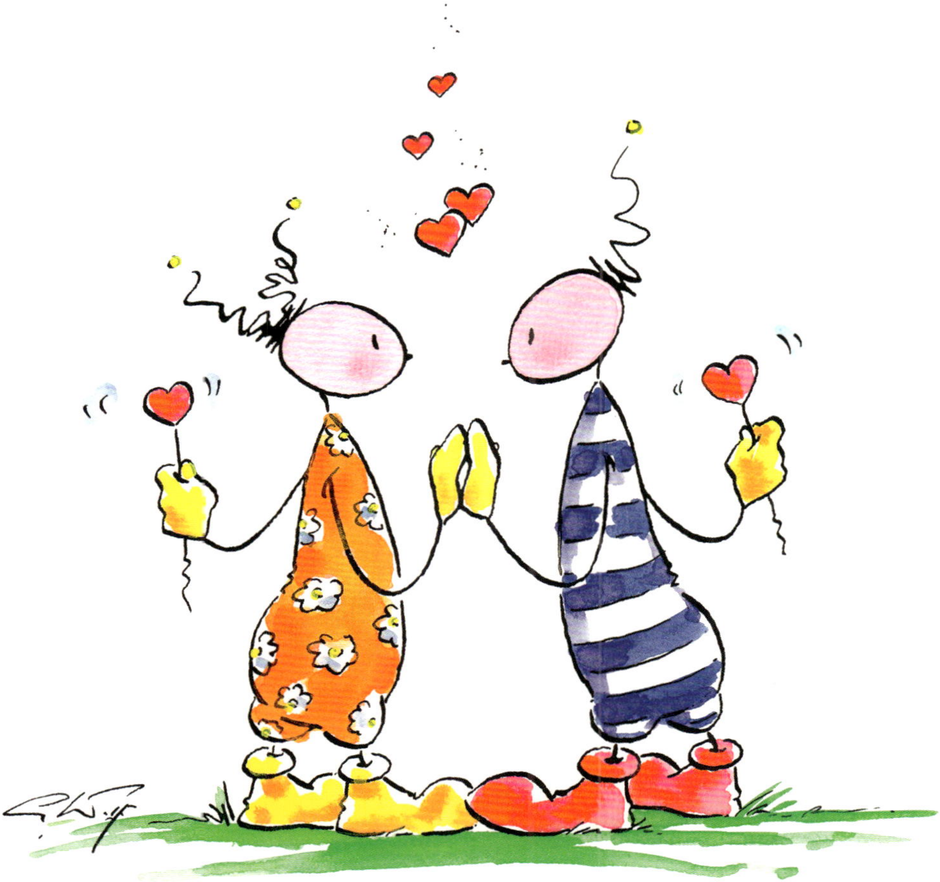

wahre Schönheit berührt
weil man sie im Herzen spürt.

„Ist das wirklich so", fragte Oupsinchen etwas skeptisch.

Oups nickte und küsste sie zärtlich.

„Natürlich mag ich es, wenn du etwas anziehst, das auch mir gefällt. Doch ich würde es spüren, wenn du *nur* meinetwegen etwas anziehst oder tust, was du selbst nicht liebst. Du weißt, dass ich dich liebe. Daher kann ich nur wirklich glücklich sein, wenn ich spüre, dass du glücklich bist."

Oupsinchen war gerührt. Sie blickte ihn mit leuchtenden Augen an, zog ihn ganz fest an sich und flüsterte ihm ins Ohr: „Ich liebe dich auch – mehr als alles andere im gesamten Universum. Du bist das größte Glück, das ich habe."

Nach diesen Worten kuschelten sich die beiden ganz eng aneinander und blickten sich innig in die Augen. So lange, bis die beiden glückselig einschliefen.

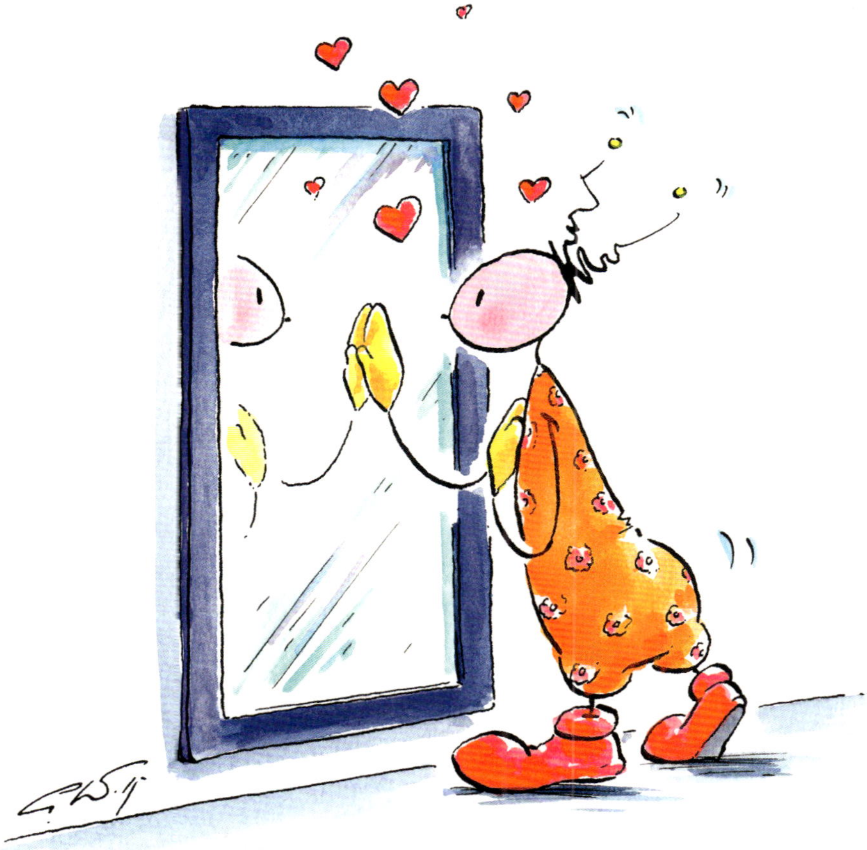

Von Herzen schön ist, wer sich selbst
und anderen mit dem Herzen begegnet.

Die Eindrücke dieses Stadtbummels und das Gespräch mit Oups beschäftigten Oupsinchen auch noch im Schlaf.
So hatte sie in dieser Nacht einen faszinierenden Traum:

Sie lebte bei den Menschen auf der Erde, inmitten einer Großstadt ... und sie war um ein paar Jahre älter geworden ...

An diesem Tag war sie zu einem Fest bei Freunden eingeladen. Während sie ihren prallgefüllten Kleiderschrank durchstöberte, fragte sie sich: „Was soll ich da heute bloß wieder anziehen? All´ die anderen werden bestimmt schöne Sachen tragen"
Sie hielt sich ein Kleid nach dem anderen vor Ihren Körper. Weil sie sich jedoch einfach nicht entscheiden konnte, legte sie die Kleider wieder beiseite und machte sich auf den Weg ins Badezimmer, um sich erst einmal hübsch zu machen.

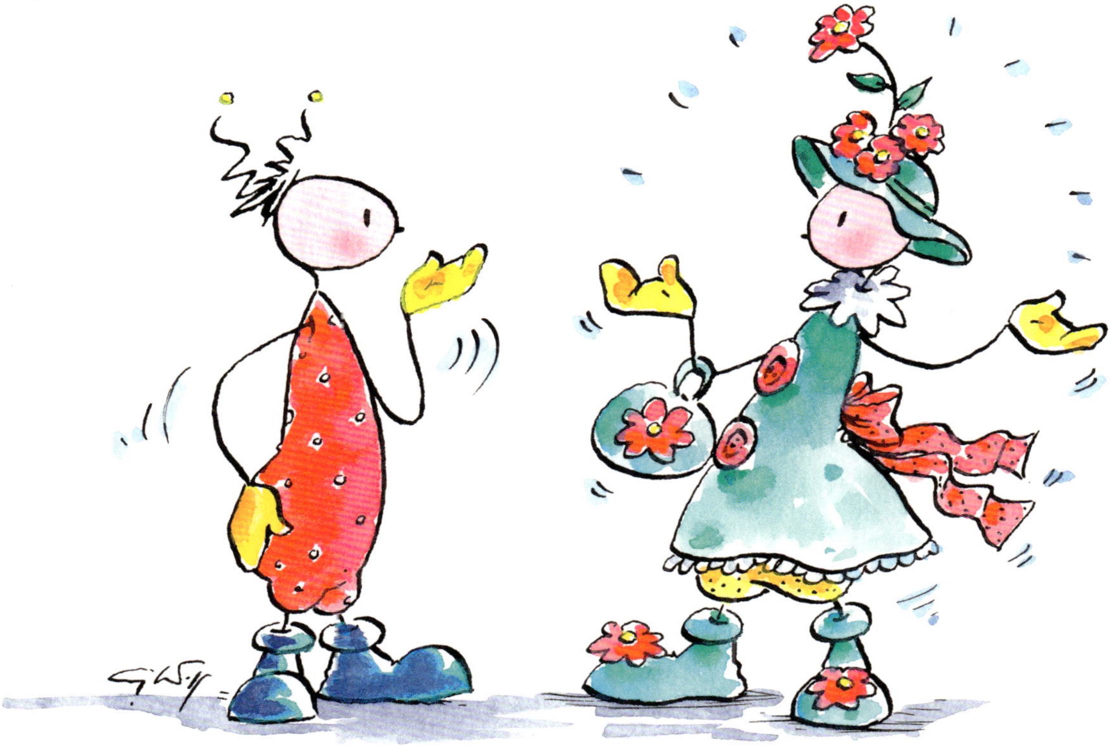

Ob Farbe, Muster oder Form –
für Schönheit gibt es keine Norm.
Selbst wenn so mancher darüber lacht.
Schön ist, was DICH glücklich macht.

Doch ihr Anblick im Spiegel war für sie auch nicht gerade erbauend. Sie war mit ihrem Aussehen an diesem Abend unzufrieden, fand ihr Gesicht nicht hübsch genug, was ihren Blick immer strenger werden ließ.

„… oje … und meine Figur war auch schon mal besser", sagte sie laut zu sich selbst, während die Lust, auf dieses Fest zu gehen, mit jeder Sekunde schwand.

Da hörte sie plötzlich eine Stimme.
„Warum schaust du heute so grimmig?"

Oupsinchen schreckte vom Spiegel zurück. Sie drehte sich um, ihr Blick durchschweifte den Raum – suchend nach dem „Absender" der Stimme.

Während sie feststellte, dass der Raum leer war, meldete sich die Stimme erneut: „Keine Angst, außer mir ist da niemand. Ich, der Spiegel, spreche zu dir."

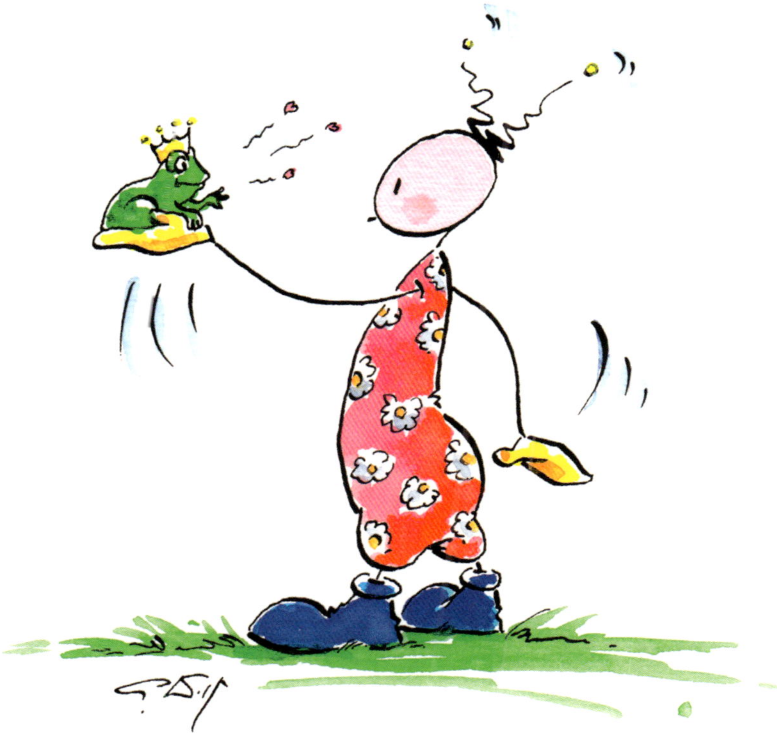

Die Welt ist voller Wunder der Schönheit,
wenn wir sie mit unserem Herzen betrachten.

Oupsinchen war total verwirrt vor Schreck und für kurze Zeit völlig sprachlos.

„Du … du … du kannst sprechen?“, stotterte sie, nachdem sie ein Weilchen den Spiegel beobachtet hatte.

„Ja! Das tu´ ich jedoch nur, weil ich sehe, dass du im Moment sehr unglücklich bist. Das ist für einen Spiegel nicht besonders erfreulich. Weißt du, ich liebe es, wenn mir fröhliche Gesichter entgegen blicken. Das wünscht sich übrigens jeder Spiegel und – wie ich meine – auch du.
Ja, eigentlich jeder Mensch auf dieser Welt. Seit Tagen aber begegnest du mir mit diesem strengen, unzufriedenen Blick, der für mich manchmal fast zum Fürchten ist.“

Jetzt war Oupsinchen wirklich sprachlos. Ihre Gedanken drehten sich wie wild im Kreis. „Ist dieser Spiegel, den ich vor ein paar Wochen bei einem Antiquitätenhändler gekauft habe, etwa ein Zauberspiegel? Das kann doch nicht sein, oder?“, fragte sie sich.

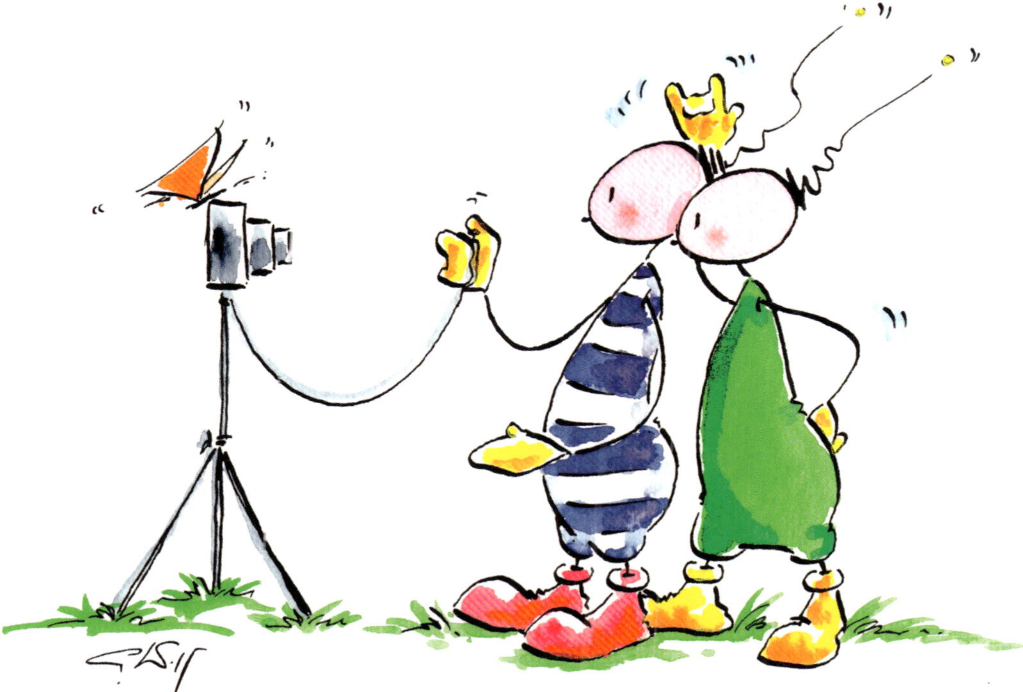

Schön zu sehen, wie es fröhlich macht,
wenn da jemand freundlich lacht.

In der Hoffnung einen klaren Kopf zu bekommen, füllte sie ihre Hände mit kaltem Wasser und spritzte es sich selbst ins Gesicht.

„Ja, ich bin ein Zauberspiegel", hörte sie die Stimme erneut, während sie ein weiteres Mal mit ihren Händen Wasser schöpfte. „Ich kann übrigens nicht nur sprechen, sondern auch deine Gedanken lesen."

„Auch das noch", durchfuhr es Oupsinchen.
Sie musterte den Spiegel eindringlich, bevor sie ihm antwortete: „Nun, wenn das so ist, brauche ich dir wohl nicht mehr viel über mich zu erzählen – du scheinst damit bereits alles über mich zu wissen, stimmt´s?"

„Nicht alles, doch all´ das, was du denkst, wenn du vor mir stehst und deinem Spiegelbild begegnest. Zum Beispiel, dass du in letzter Zeit immer unzufriedener mit deinem Aussehen bist."

Oupsinchen nickte etwas beschämt.

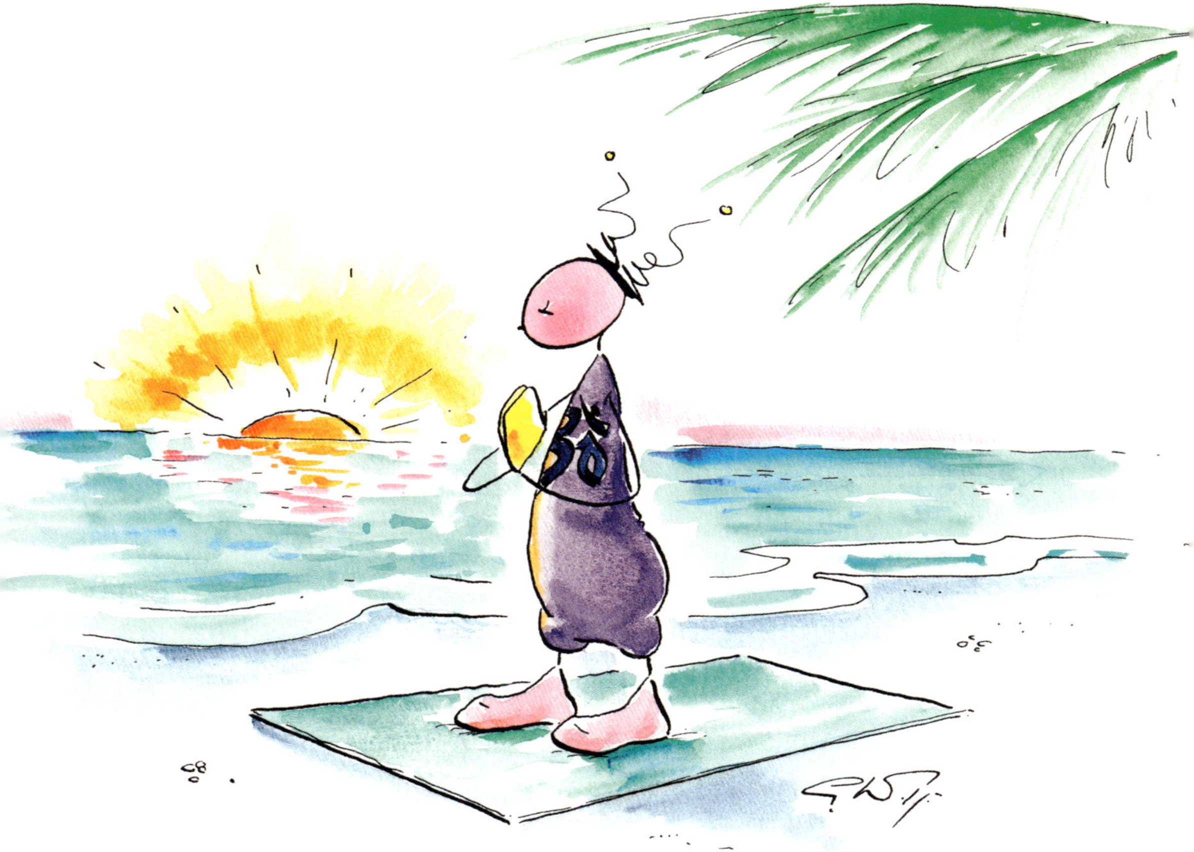

Unser Inneres entscheidet
über Ausstrahlung und Anziehungskraft.

„Wenn du wirklich ein Zauberspiegel bist, dann kannst du mir ja helfen, dass ich mir selbst besser gefalle. Du könntest doch mehr Schönheit in mein Gesicht zaubern."

„Nein, meine Liebe, ich kann dein Gesicht nicht verändern. Und ich kann auch nicht dafür sorgen, dass du dir selbst besser gefällst. Nur du allein kannst das – und zwar indem du versuchst, dir selbst anders zu begegnen, dich selbst anders zu sehen", antwortete ihr der Spiegel. „Ich finde dich schön, so wie du bist. Du wünscht dir immer, dass dich andere schön finden. Solange du dich jedoch selbst nicht liebst wie du bist, wirst du immer das Gefühl in dir tragen, dass du auch von anderen nicht geliebt wirst, so wie du bist. Wie gesagt, ich kann dich nicht verzaubern, aber ich kann dir ein paar Ratschläge geben aufgrund meiner Erfahrungen, die ich als Spiegel gemacht habe. Ich hing nämlich früher für viele Jahre im Bad eines Hotelzimmers. Du kannst dir vorstellen, dass man da so manches über die Schönheitsträume und -probleme der Menschen erfährt."

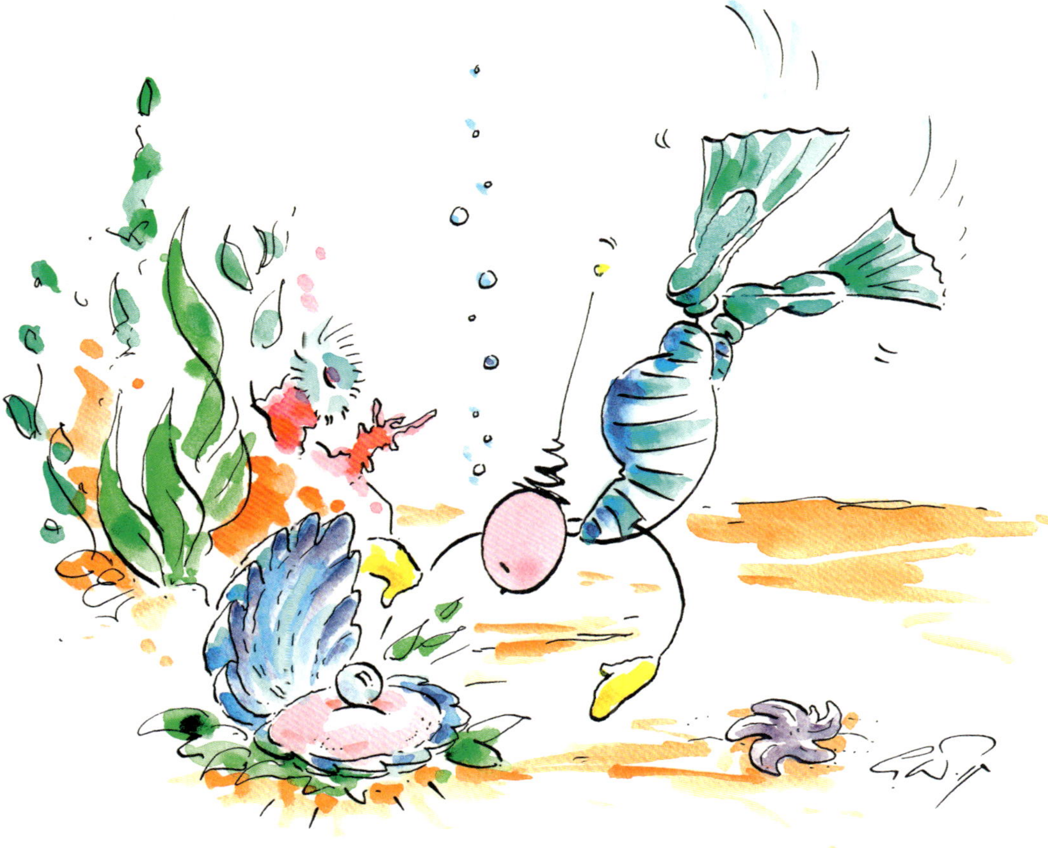

Wahre Schönheit findet ihren Ursprung
unter der Oberfläche.

„Ja, das kann ich mir gut vorstellen. Jetzt hast du mich neugierig gemacht. Vielleicht kann ich daraus etwas lernen", antwortete Oupsinchen und bat den Spiegel von seinen Erlebnissen und den Ratschlägen, die er den Menschen gegeben hatte, zu erzählen.

„Mach´ ich gerne. Nimm jedoch von meinen Ratschlägen einfach nur jene an, bei denen du ein gutes Gefühl hast. Lass dir nie etwas aufzwingen, von dem dein Herz nicht überzeugt ist. Nicht von mir und auch nicht von anderen. Wobei wir schon beim Thema wären", sagte der Spiegel und begann zu erzählen:
„Weißt du, mir sind so viele Menschen begegnet, die irgendwelchen Trends folgen, anstatt auf ihr Gefühl zu vertrauen. Trends, die von bestimmten Menschen ins Leben gerufen und von den Medien propagiert wurden, wie zum Beispiel bei der Mode."

„Es ist doch nichts Schlechtes daran, wenn man modische Kleidung trägt", unterbrach Oupsinchen.

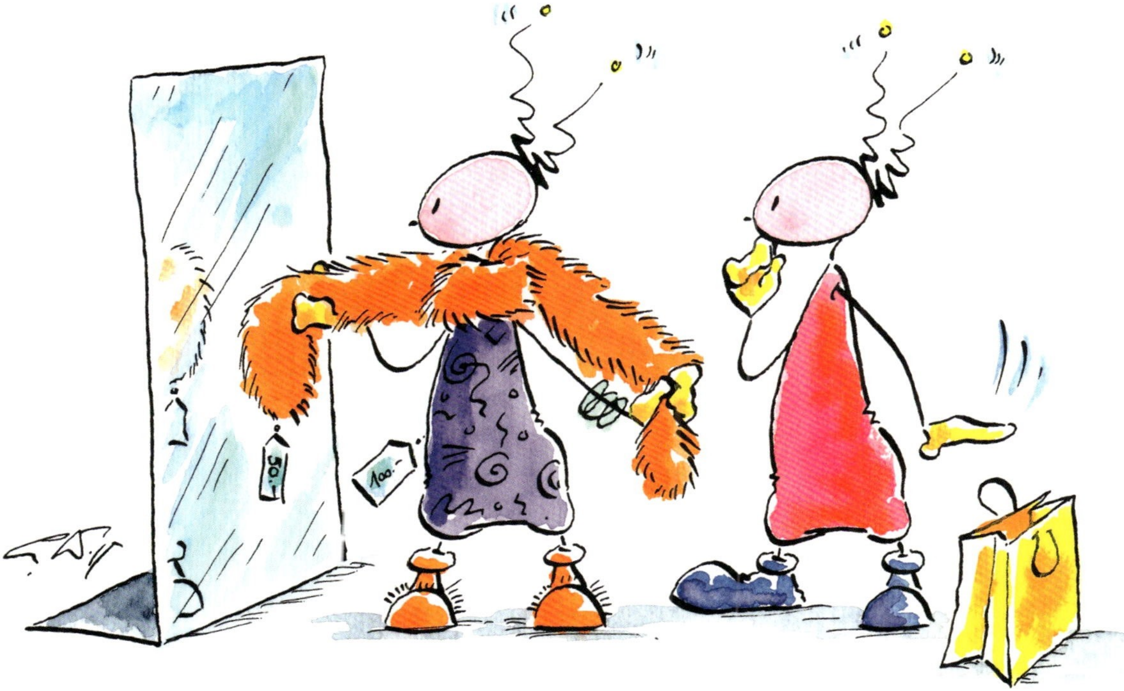

Vertraue nicht jedem Trend,
sondern deinem Gefühl.

„Das habe ich auch nicht gesagt und sollte auf keinen Fall so verstanden werden. Ich freue mich immer, wenn Menschen vor mir stehen und sich an ihren schönen Kleidern erfreuen. Wobei wir schon beim entscheidenden Punkt sind: Es geht darum, dass DU DICH mit dem wohlfühlst, was du anziehst und nicht weil es angeblich gerade dem Trend entspricht.

Ich habe viele Menschen erlebt, die freiwillig extrem umbequeme Kleidung trugen, nur um anderen zu imponieren, oder wie man es hier auf Erden nennt, um ´IN´ zu sein. Und noch schlimmer. Ich musste mitansehen, wie junge Damen für´s „IN-SEIN" sogar ihre Gesundheit riskiert haben. Sie sind bei kaltem Wetter – ja selbst im Winter – mit Kleidern ausgegangen, in denen sie schon zu frieren begannen, als sie vor mir im warmen Badezimmer standen. Halb erfroren sind sie zu später Stunde zurück gekommen und zitternd in die Badewanne gestiegen, um sich zu wärmen.

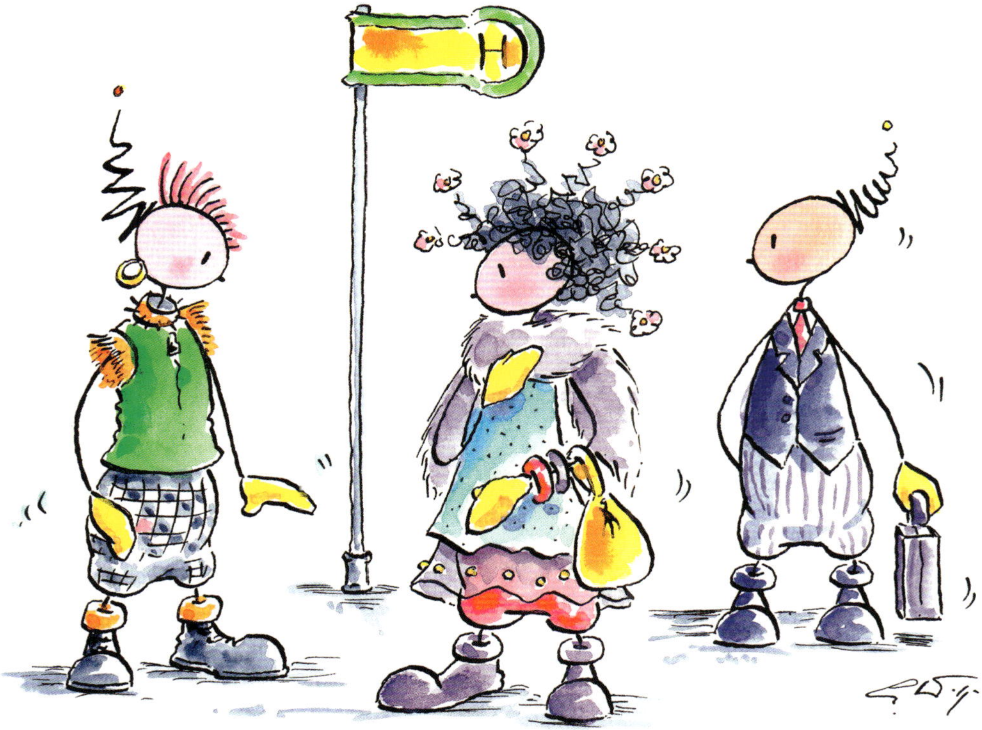

Modeverständnis heißt andere zu achten
statt zu bewerten, denn die Geschmäcker
sind so vielfältig wie unser Leben.

Dass die Menschen, leider nicht immer auf ihr eigenes Gefühl vertrauen, ist ja nicht nur in der Mode so. Das ist auch in vielen anderen Bereichen so, wie zum Beispiel beim Wohnen. So lässt manches Zuhause Gemütlichkeit, Wärme und Geborgenheit vermissen, weil bei der Planung der Fokus nur auf trendiges Design gerichtet wurde und nicht darauf, was es braucht um sich daheim wirklich wohl zu fühlen.

Weißt du, wirklich schön ist, was bei dir rundum ein gutes Gefühl erzeugt. Egal ob bei der Wahl deiner Kleidung, deiner Möbel oder anderer Dinge.

Mach´ dir auch nicht zu viele Gedanken, wie andere darüber urteilen könnten. Folge einfach deinem Gefühl. Denn wenn du dein Aussehen nur nach den vermeintlichen Erwartungen anderer ausrichtest, wirst du nie du selbst sein. Es kann sein, dass du dadurch weniger anziehend wirkst oder die falschen Menschen anziehst, weil du nicht authentisch bist.

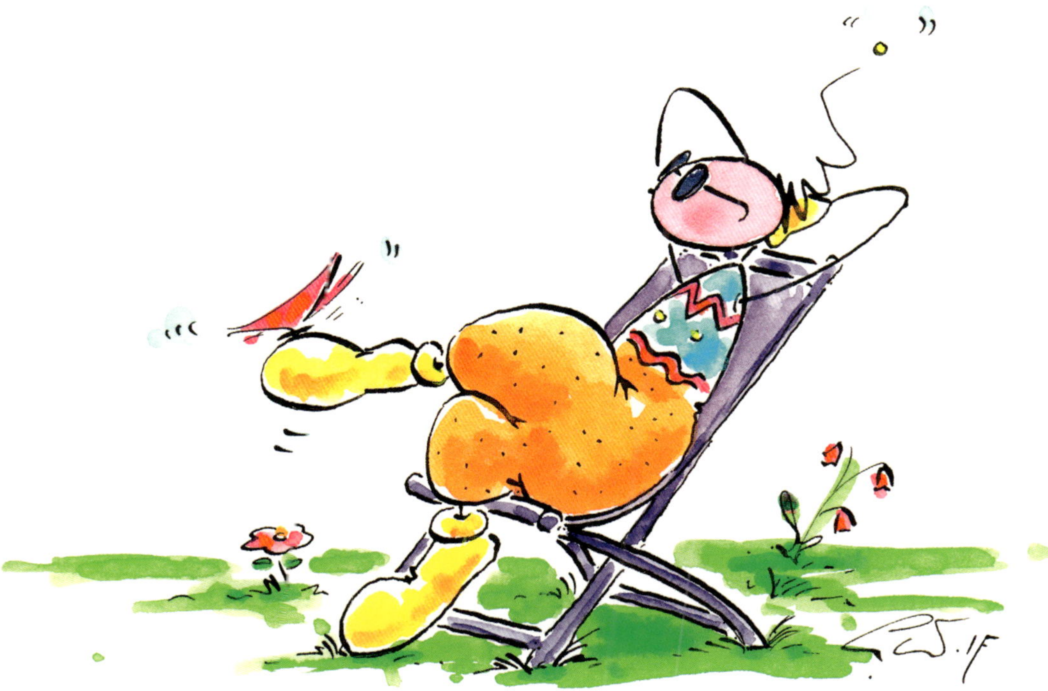

Die schönsten Momente im Leben
sind von Gemütlichkeit und Wärme umgeben.

Wenn sich Menschen anders präsentieren, als sie in Wahrheit sind, wird man das spüren, weil das Äußere mit dem Inneren – also dem wahren ich – nicht in Harmonie ist.

Die „festgeschriebenen" Schönheitsideale unserer Welt sind in den meisten Fällen nicht dem Herzen entsprungen, sondern wurden von sogenannten Experten erschaffen. Deshalb entspricht den Anforderungen des „idealen Schönheitsbildes", das euch in Magazinen und Filmen präsentiert wird, nur ein kleiner Teil der Menschen. Doch wahre Schönheit zeigt sich nicht allein im Äußeren. Wahre Schönheit zeigt sich in vielfältigster Weise und lässt sich weder bewerten noch vergleichen. Es hat niemand das Recht festzulegen was schön ist, außer bei sich selbst. Denn glücklicherweise sind die Geschmäcker verschieden und individuell – so wie die unzähligen Pflanzen der Natur. Und das ist gut so. Deshalb vergleiche dich nie mit anderen. Lass dein Aussehen nicht von anderen beurteilen. Genauso, wie es dir nicht zusteht ungefragt das Aussehen anderer zu bewerten.

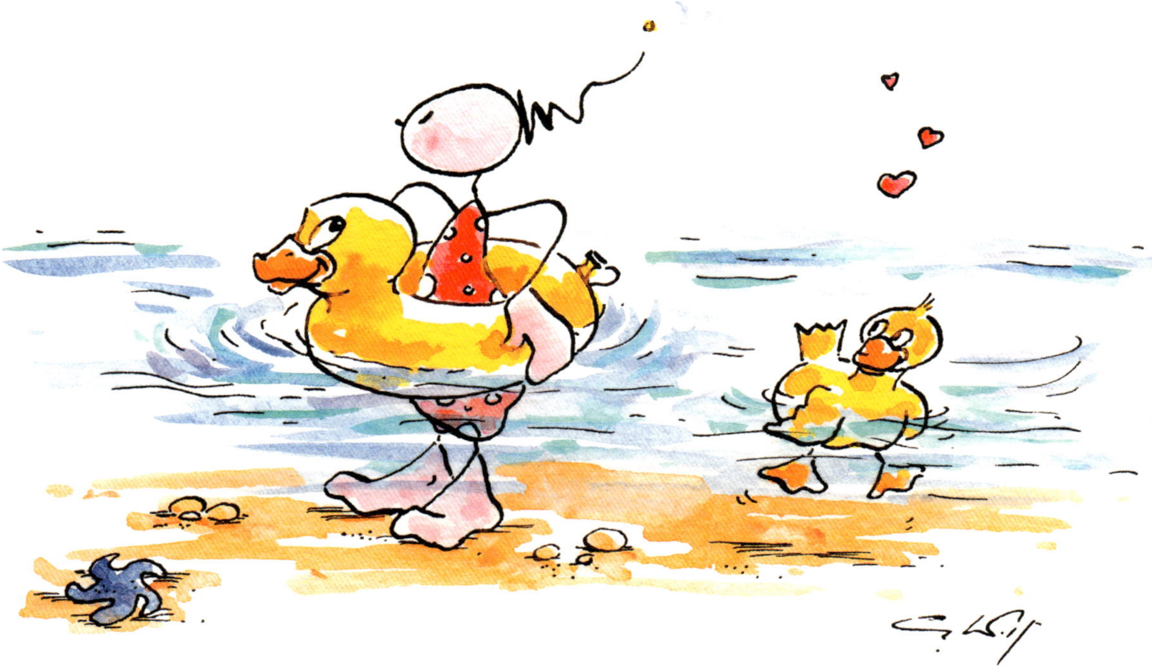

vergleich dich nicht mit anderen,
denn wahre schönheit
lässt sich nicht vergleichen.

Das richtige Outfit sollte das Beste eines Menschen hervorheben und seine individuelle Persönlichkeit zur Geltung bringen. So wie ein Bilderrahmen. Ein passender Rahmen kann die Wirkung eines Bildes positiv verstärken, ein unpassender kann die Wirkung sogar mindern. Genauso verhält es sich mit der Mode und deinem Styling: das jeweilige Outfit kann die Persönlichkeit eines Menschen besser, aber auch schlechter zur Geltung bringen.

Was der richtige ´Rahmen´ für dich ist, kannst du selbst am besten erspüren. Es ist nicht wichtig, möglichst vielen da draußen zu gefallen. Entscheidend ist zu sich selbst und seinem Geschmack zu stehen.

Du erwartest, dass dich andere lieben?! Dann solltest du es selbst auch tun. Versuche dich von Herzen anzunehmen, wie du in diesem Augenblick bist.

Dazu passt eine kleine Geschichte, von einer Begegnung mit einer älteren Dame, die mindestens einmal im Jahr für einige Tage das Hotelzimmer bewohnte, in dem ich hing.

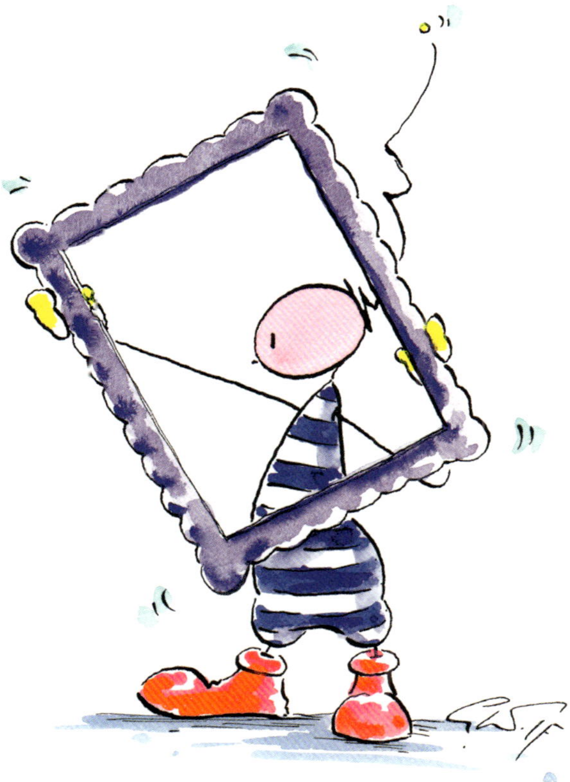

Ist das Äußere nicht in Harmonie
mit dem Inneren, kann man leicht
aus dem Rahmen fallen.

Immer wenn sie ins Badezimmer zu mir kam, blickte sie mit ernster Miene in mich. Wie immer war ihr strenger Blick dabei auf der Suche nach neuen Falten, die sich von Jahr zu Jahr in ihrem Gesicht Platz schufen. Bei jedem Blick in den Spiegel hatte sie ihren Fokus nur mehr auf ihre Falten gerichtet, weil sie diese regelrecht hasste.

Ihr Ärger war nicht gerade erfreulich für mich, noch weniger aber für sie selbst. Denn weißt du, mit jedem Mal, mit dem sich die Dame über ihre Falten ärgerte, spiegelte sich diese Unzufriedenheit in ihrem Gesicht noch stärker wider. Das ging bei ihr einige Jahre so. Du kannst dir sicher vorstellen, dass die Falten dadurch nicht weniger wurden. Ganz im Gegenteil! Alles wuchs gemeinsam: ihre Falten, ihr Ärger, ihre Unzufriedenheit ...
Deshalb habe ich sie eines Tages angesprochen. So wie du, erschrak sie erst einmal ziemlich. Es dauerte ein Weilchen, bis sie es glauben konnte, dass ein Spiegel zu ihr sprach.

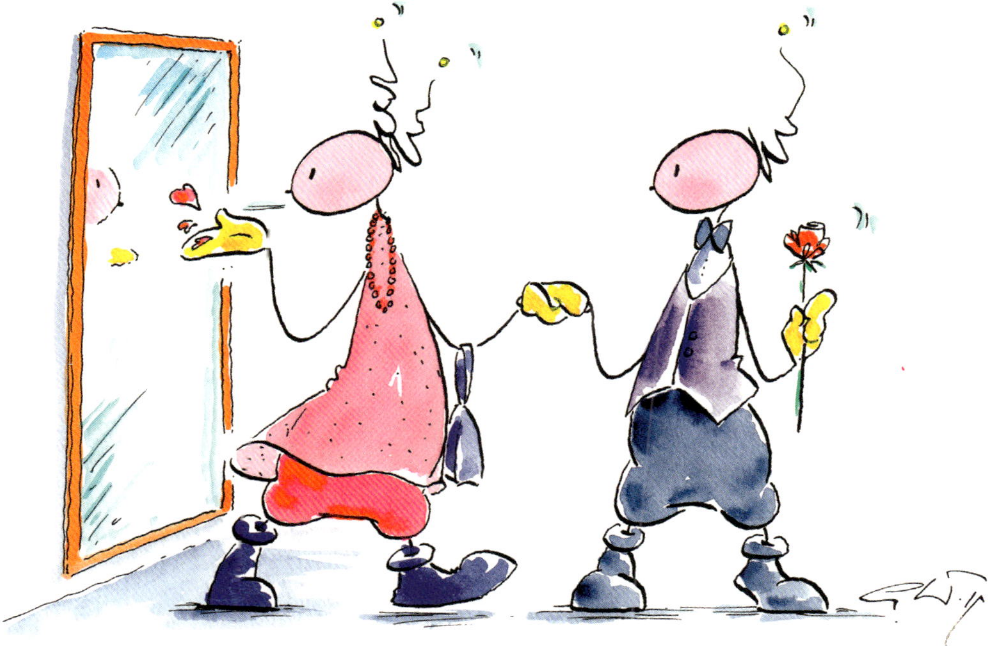

wohin auch immer du deine Energie lenkst,
wird sie sich ausbreiten.

„Und was hast du ihr dann geraten?", fragte Oupsinchen voller Neugierde.

„Ich habe sie etwas Ähnliches gefagt wie dich: Warum sollte jemand deine Falten lieben, wenn du sie hasst?"

„Nun, ich kann mir eigentlich auch nicht vorstellen, dass man seine Falten lieben kann", unterbrach Oupsinchen den Spiegel erneut.

„Das ist auch nicht einfach. Es würde dir aber schon helfen, wenn du sie einfach akzeptierst, sie liebevoll annimmst. Wenn dir das anfangs zu schwer fällt, dann richte deinen Blick auf das, was du an dir liebst, statt nur auf das, was dich stört. Vielleicht sind es deine blauen Augen oder dein Mund, wenn du lächelst. Weißt du, dein gesamter Körper möchte von dir so geliebt werden, wie er genau in diesem Augenblick ist. Dein Körper braucht deine Liebe wie ein kleines Kind. Diese Liebe ist die Voraussetzung dafür, dass sich seine in ihm ruhende Schönheit ausbreiten und nach außen strahlen kann.

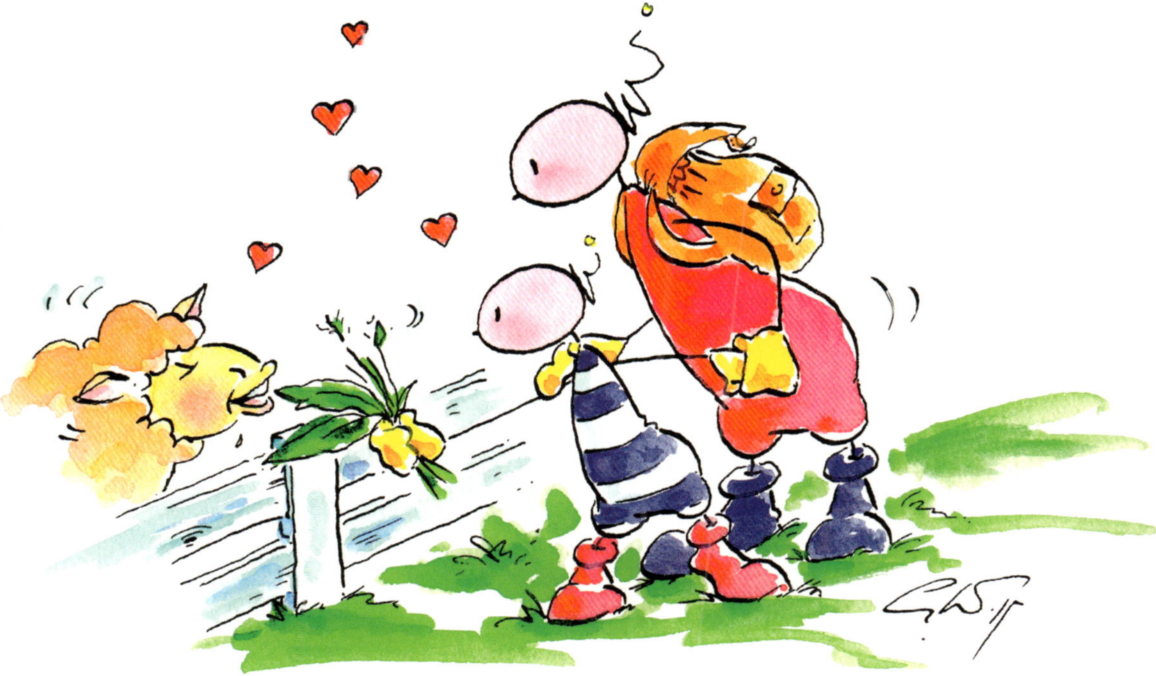

Deine Liebe ist die Nahrung
für das Glück in deinem Leben.

Diese Liebe wird dir helfen, deinen Körper bewusster wahrzunehmen, ihn mehr zu schätzen und ihn noch liebevoller zu pflegen. Damit meine ich nicht nur äußerliche Pflege, sondern besonders die deines Inneren. Durchströme mit liebevollen Gedanken deinen gesamten Körper und sende ihm an alle Stellen ein wärmendes, heilendes Lächeln. Am meisten Zuneigung benötigen dabei jene Körperregionen, die du bisher weniger mochtest, sowie jene, die dich gerade schmerzen.

Das habe ich auch der Dame geraten. Im ersten Moment hat sie nur trotzig reagiert: ´Die Falten liebevoll annehmen, so ein Schwachsinn´, hat sie gemurrt und meinen Rat ignoriert.

Doch irgendwann hat sie wohl erkannt, dass ihre Einstellung sie immer unglücklicher werden ließ. So hat sie eines Tages doch ausprobiert, was ich ihr empfohlen habe."

„Und?", fragte Oupsinchen. „Was war dann?"

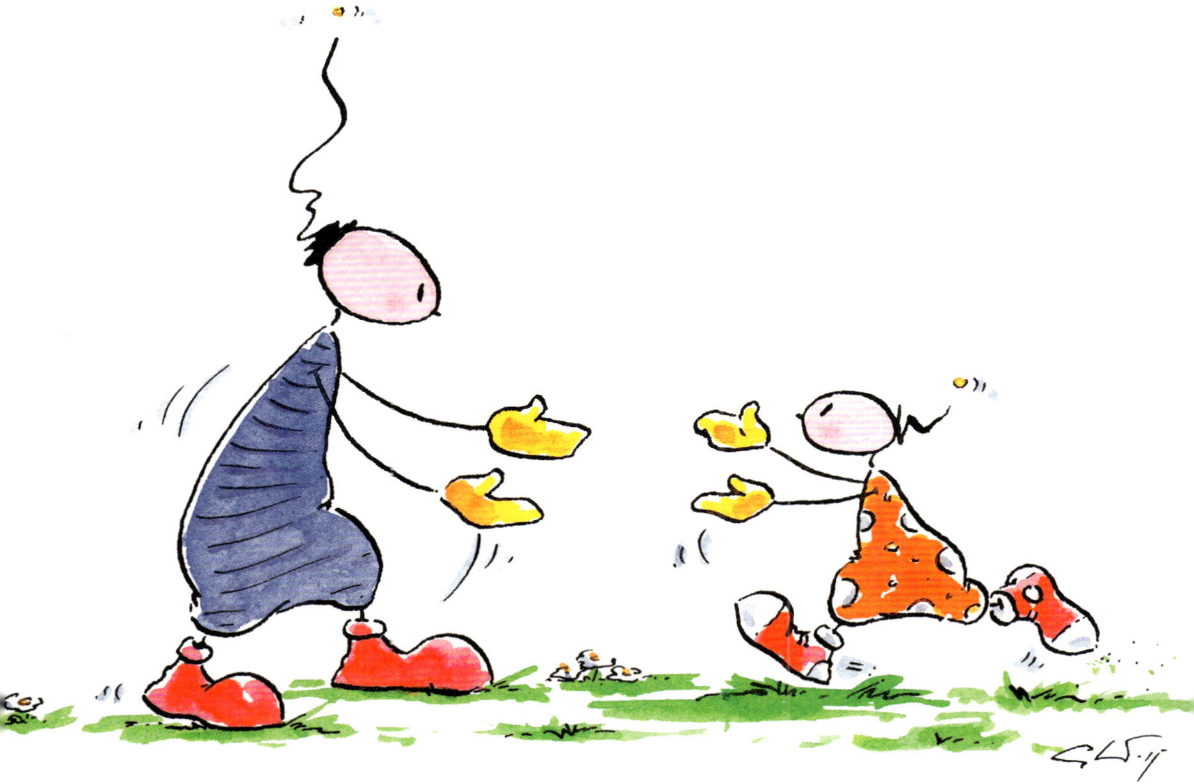

Unser Körper möchte von uns geliebt
und gepflegt werden,
wie ein Kind von seiner Mutter.

„Zuerst hat sie versucht sich selbst liebevoller zu betrachten und sich liebevoller zu pflegen. Irgendwann hat sie sogar begonnen ihre Falten anzulächeln. Anfangs ist ihr dieses Lächeln sehr schwer gefallen. Doch nach einigen Wochen kam es wie von allein, weil es ihr gelang, sich im Ganzen als liebenswertes Wesen zu erkennen, statt den Fokus auf bestimmte Äußerlichkeiten zu legen."

„Ja ... und dann?"

„Ihr Gesicht hat sich verändert. Aus den Falten der Unzufriedenheit wurden Falten der Zufriedenheit. Ihr Gesicht wirkte ganz anders, als zu jener Zeit, in der sie sich damit nicht abfinden wollte, älter zu werden. Von diesem Zeitpunkt an, war es jedesmal eine Freude für mich, wenn sie mit ihrem liebevollen Lächeln vor mir stand. Aber auch ihr Umfeld spürte das. Sie hatte wieder an Anziehungskraft gewonnen – die Anziehungskraft der Liebe. Es dauerte nicht lange und sie lernte einen Menschen kennen, der sie so liebte, wie sie ist.

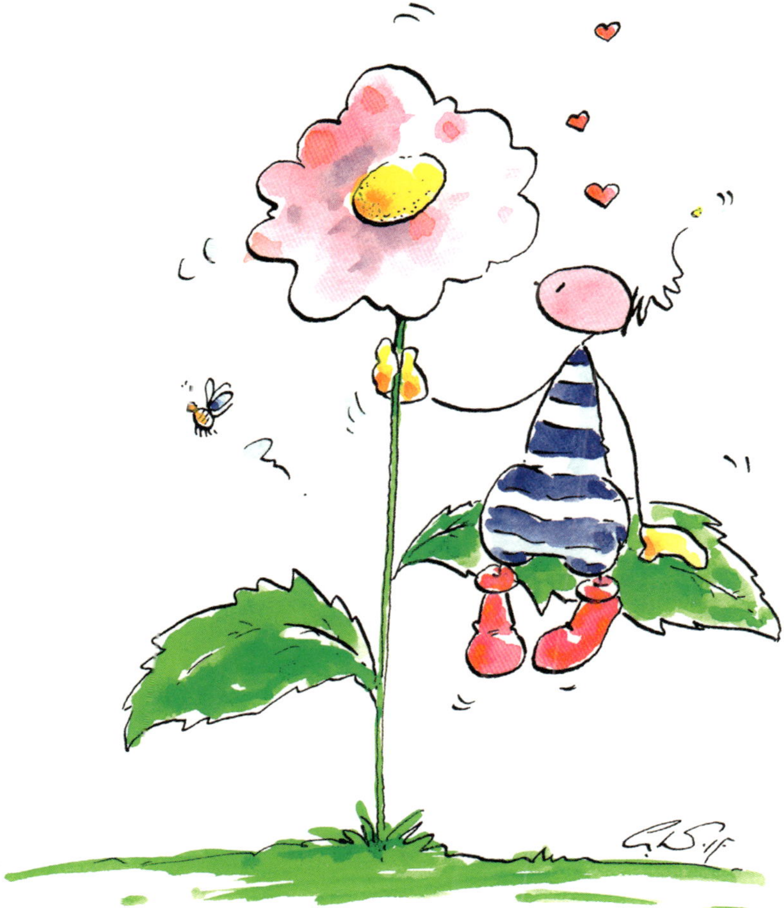

Dein Lächeln kann deine Welt verändern.

Aber auch Bekannte und Kollegen, die sich einige Jahre von ihr fern gehalten hatten, fühlten sich plötzlich wieder zu ihr hingezogen. Und noch etwas geschah: Die alte Dame hatte ihren Körper mehr und mehr lieb gewonnen – und ihr Körper sie. Sie erfreute sich neuer Lebenslust, begann Neues auszuprobieren, wie Bauchtanzen und Yoga.
Einmal die Woche besuchte sie sogar das Fitnessstudio.
Ihre Lebensgeister waren neu erwacht, sie fühlte sich von Tag zu Tag besser – innerlich und äußerlich.

Ja, sie ist aufgeblüht. Ihr Verhalten zeigte enorme Wirkung. Die gleiche Wirkung, wie die mit ihrer Haltung, mit der sie sich zuvor selbst geschadet hatte. Nur das Ergebnis ist natürlich ein anderes – ein weitaus erfreulicheres.

Erfreulicher für alle – vor allem aber für sie selbst …

… und nicht zuletzt für mich. Schließlich ist es mir ja nicht egal, mit welchem Blick und mit welcher Lebenseinstellung sich die Menschen in mir zeigen", ergänzte der Spiegel mit einem Schmunzeln.

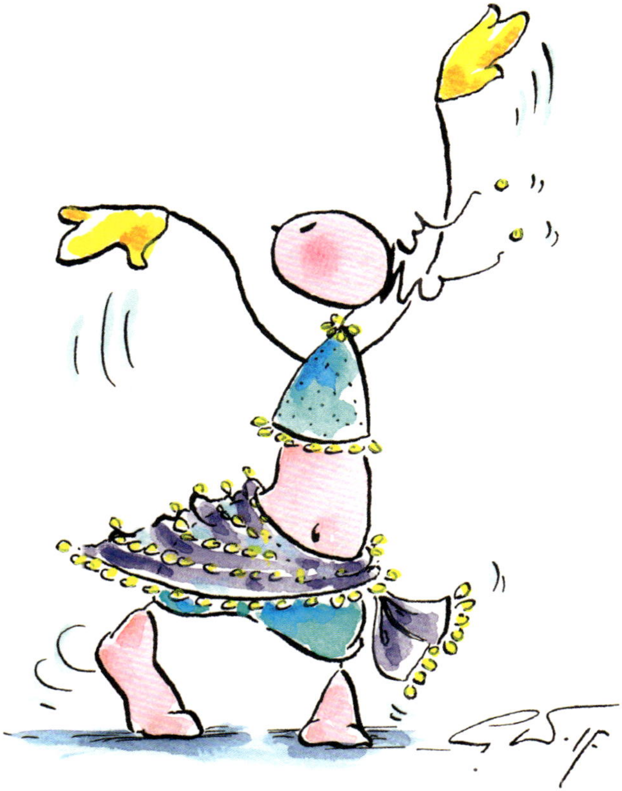

Außergewöhnliches auszuprobieren
kann die Lebensgeister neu erwecken.

„Bei dir ist es nicht anders. Deine Ausstrahlung kommt von dem, was innen ist. Darum pflege deine Gedanken, pflege Herz und Seele. Sie bestimmen über deine innere Schönheit, die auch im Äußeren sichtbar wird.

Nun habe ich dir aber genug erzählt."

„Nein, gar nicht! Ich könnte dir noch lange zuhören", entgegenete ihm Oupsinchen.

„Ich weiß, doch eigentlich gibt es nicht mehr viele Ratschläge, die ich dir geben kann, weil letztendlich über alles in deinem Leben deine Ausrichtung entscheidet. Es ist die Eigenverantwortung, die es gilt wahr- und anzunehmen. Niemand außer dir selbst ist für dein Leben verantwortlich.

Du bist mit einem Geschenk Gottes in diese Welt geboren worden, einem ganz besonderen Geschenk:
dem freien Willen. Nimm dieses Geschenk dankbar an
und geh´ sehr verantwortungsvoll damit um."

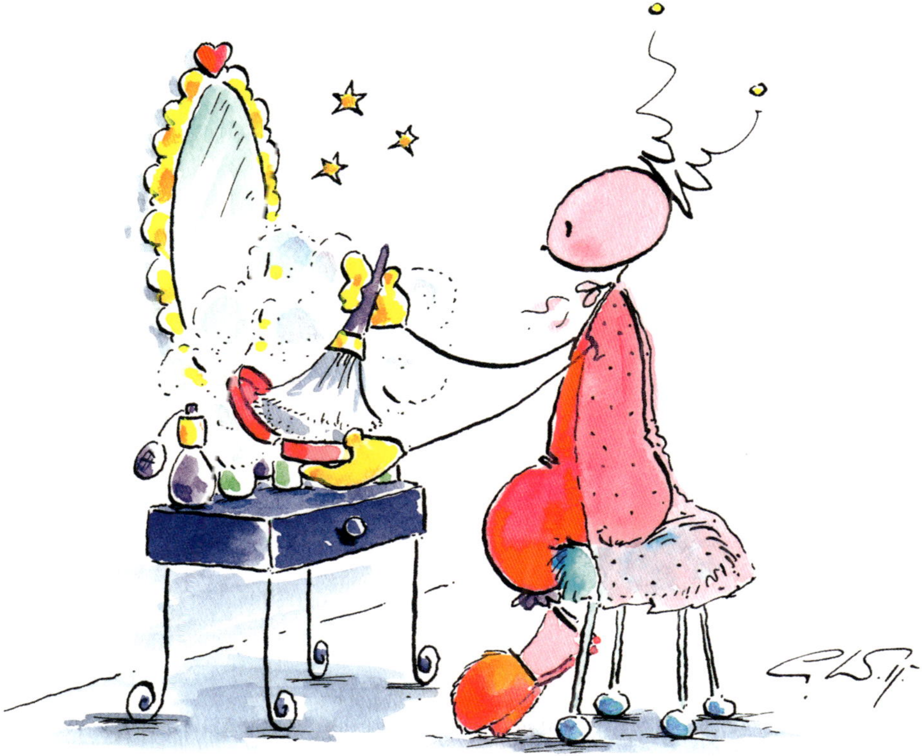

Die wirksamste Schönheitskur ist,
unser Herz zu pflegen.

„Das mache ich", versprach sie und blickte zum Spiegel, in dem ihr nun ein hübsches Gesicht entgegen lächelte. Ihr Gesicht – das in diesem Augenblick voller Fröhlichkeit, Freude und Zufriedenheit strahlte.

„Oupsinchen, so gefällst du mir. Du siehst, ein Lächeln ist das wirksamste Make-Up, das es gibt! Es ist schön, wie du dich in dieser kurzen Zeit verändert hast, seit du die Dinge anders betrachtest. Jetzt erfreut dein Anblick so richtig mein Herz. "

Oupsinchen lachte und antwortete mit einem Augenzwinkern: „Ich hoffe auch das von Oups."

„Ja, bestimmt", versicherte ihr der Spiegel. „Du wirst ihn tief in seinem Herzen berühren. Glaub mir, im Inneren sehnen sich alle Menschen nach Liebe, Wärme und Harmonie mehr als nach äußerer Schönheit. Leider sind aber viele so auf die ´Oberfläche´ fixiert, dass sie ihrer inneren Sehnsucht zu wenig Aufmerksamkeit schenken. Wahre Schönheit sieht man jedoch nicht allein mit den Augen. Vielmehr spürt man sie mit dem Herzen."

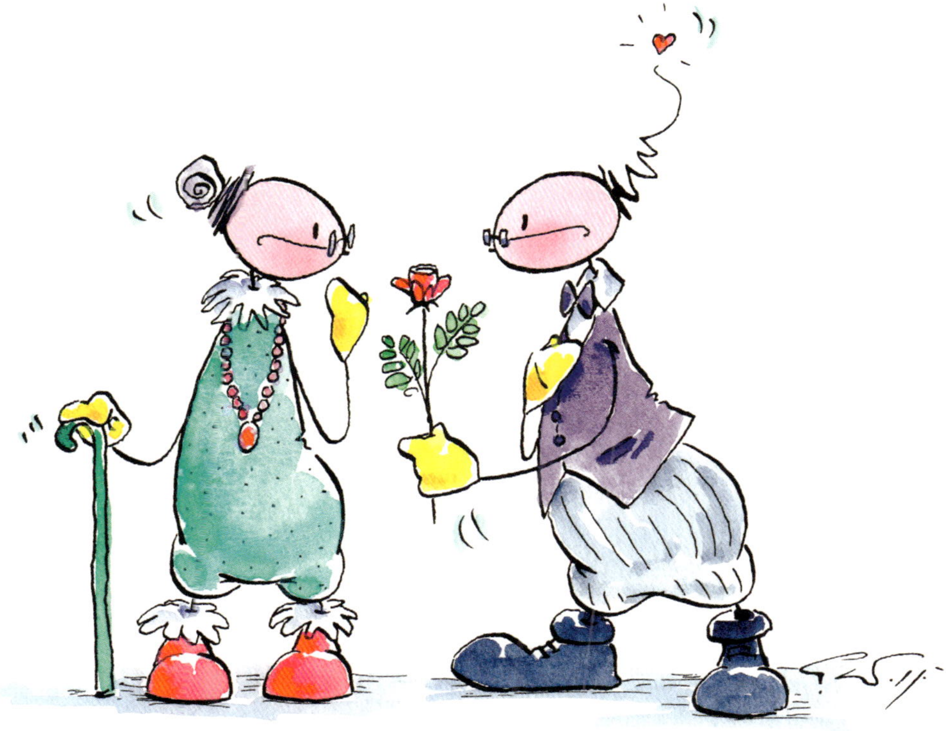

Wahre Schönheit sieht man
nicht mit den Augen,
sondern erspürt sie mit dem Herzen.

„Ja, du hast recht", bestätigte Oupsinchen und nickte dabei. Sie bedankte sich beim Spiegel: „Du hast mir heute im wahrsten Sinne des Wortes einen Spiegel vor meine Augen gehalten – aber auch vor mein Herz. Das hat mir gut getan. Vielen Dank!"

„Gern geschehen. Es hat mir Spaß gemacht, mich mit dir zu unterhalten. Und wie ich anfangs schon sagte. Nimm von meinen Erfahrungen, nur was dir stimmig erscheint.
Fühl´ in deinem Inneren, was gut ist für dich und was nicht. Glaub´ mir, jeder kann das erspüren, auch du. So wirst du immer die richtige Wahl treffen, nicht nur, was deine Kleidung oder dein Styling für dein Äußeres betrifft, sondern für das, was noch viel wichtiger ist: für deine innere Schönheit.

Oupsinchen nickte!
„Jetzt muss ich aber mal nachsehen, wo Oups ist.
Ich möchte ihm von unserem Gespräch erzählen", sagte sie ...

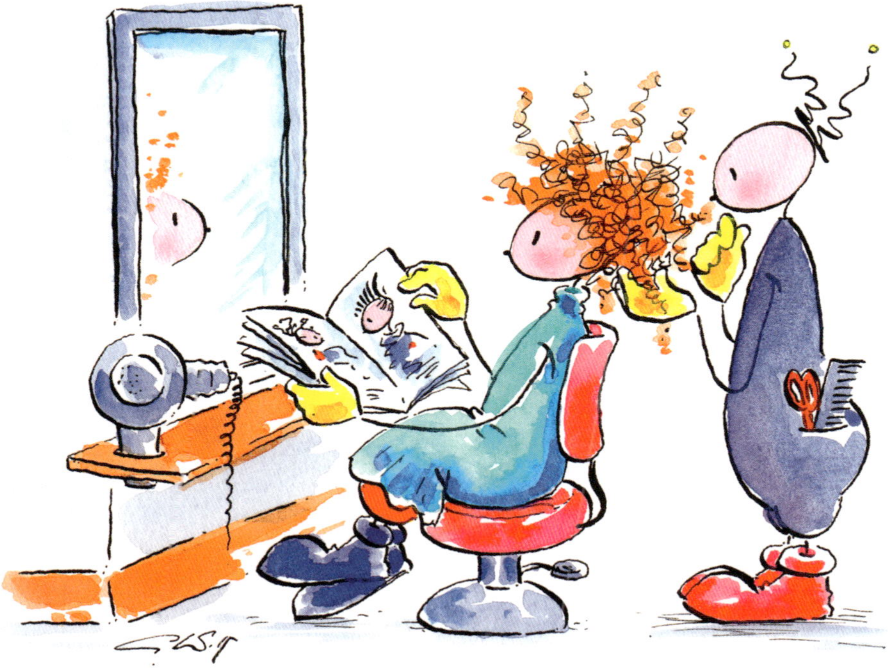

Mut zur Veränderung im Leben,
kann deinem Herzen neue Impulse geben.

In diesem Moment wurde sie plötzlich, aber ganz sanft aus ihrem Traum erweckt.

„Du hast nach mir gefragt", hörte sie Oups flüstern, der sich über sie gebeugt hatte und ihr mit seiner Hand ganz zärtlich über ihre Wange strich.

„Hast du gerade geträumt?", fragte er.

„Hmmm …. was?", reagierte Oupsinchen verschlafen. Erst langsam realisierte sie, dass sie gerade aus einem Traum erwacht war. Sie streckte ihre Hände über dem Kopf aus und dehnte den Körper in die Länge, um vollkommen wach zu werden.

„… oh ja, ich habe geträumt. Es war ein wundervoller Traum", sagte sie und drückte Oups ganz fest zu sich.

„Erzählst du mir davon?", bat er sie.

„Ja, gerne" … so begann sie Oups von ihrer Begegnung mit dem Zauberspiegel in ihrem Traum zu erzählen.

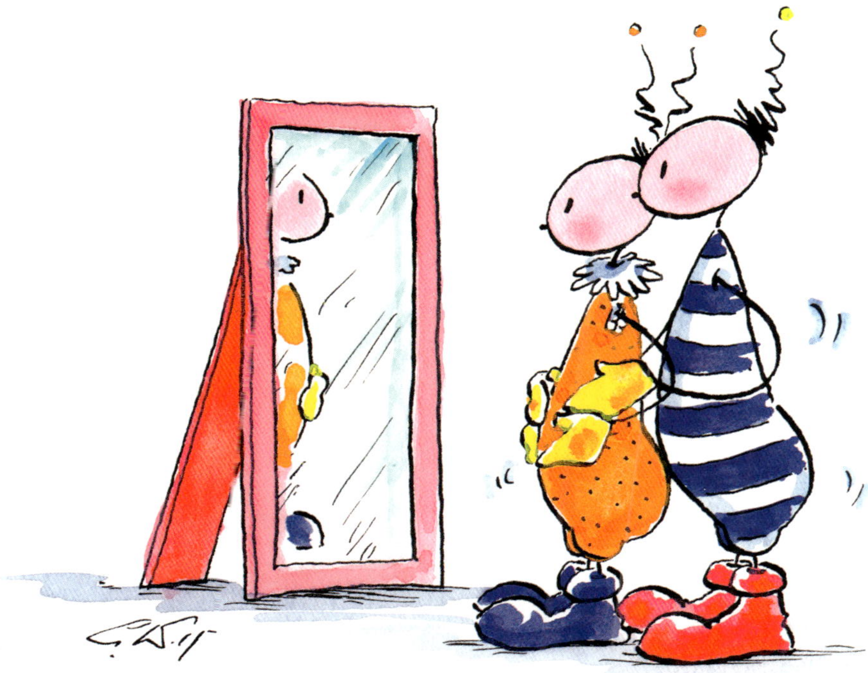

Manchmal erkennen wir an uns selbst nicht,
was andere an uns lieben, weil wir den Fokus
auf unsere Schwächen gerichtet haben.

„Das war im wahrsten Sinne eine traumhafte Geschichte", sagte Oups begeistert, nachdem ihm Oupsinchen von ihrer „Traumreise" erzählt hatte. „Diese Ratschläge des Spiegels sollen kein Traum bleiben. Sie sind für unser Leben gedacht."

„Ja", antwortete Oupsinchen. „Ich frage mich nur, ob ich auch eines Tages meine Falten anlächeln kann. Ich habe ja jetzt schon Probleme meine Hüften im Spiegel an zu sehen."

„Ach, was redest du da! Ich mag deine Rundungen so wie sie sind. Und was kommende Falten betrifft, die das Älterwerden mit sich bringt, sage ich dir nur, was meine Großmutter immer gesagt hat:

´Die äußere Schönheit verändert sich, doch ein Herz gefüllt mit Liebe behält seine Anziehungskraft.´"

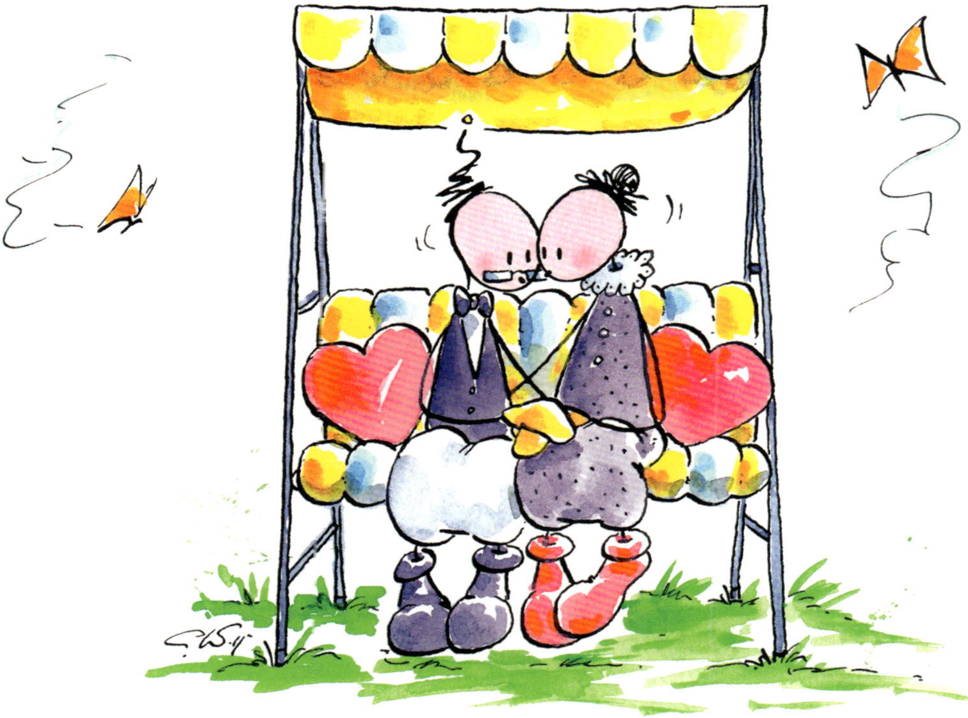

Ein Herz erfüllt mit Liebe
verliert nie an Anziehungskraft.

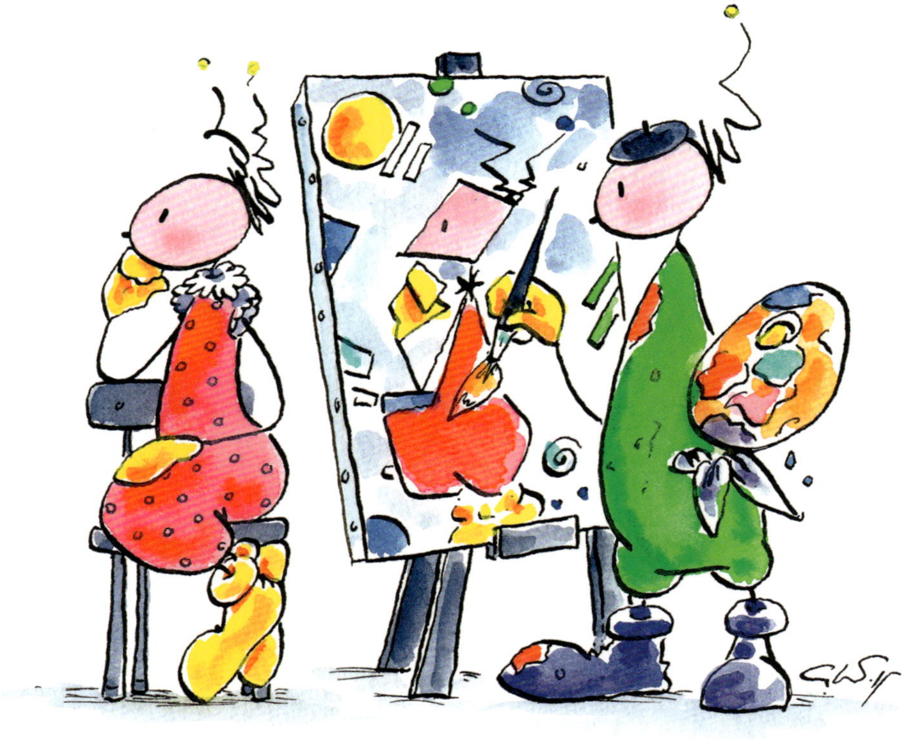

Das Faszinierende an der Schönheit ist,
dass sie jeder anders wahrnimmt.

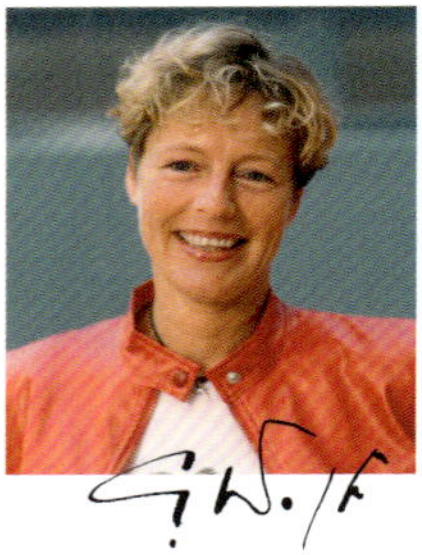

ILLUSTRATIONEN

Conny Wolf

Wahre Schönheit bedeutet für jeden Menschen naturgemäß etwas anderes, daher finde ich ist es sinnlos „über Geschmack zu streiten". Und warum? Weil es sich um eine Empfindung handelt, etwas das wir fühlen und Gefühle lassen sich nun mal nicht vorschreiben. Und das ist gut so! Die Möglichkeiten und das Angebot bei Mode und Styling ist in unserer heutigen Zeit so groß wie noch nie, also nutzen wir doch diese Freiheit um unsere ganz persönliche Schönheit dadurch voll und ganz zur Geltung zu bringen, nach unserem eigenen Schönheitsempfinden, unserem eigenen Geschmack, frei nach Lust und Laune, frei nach unserer jeweiligen Tagesverfassung...

Ich wünsche Ihnen viel Freude dabei, die „wahre Schönheit" in ihrem Leben immer wieder neu zu entdecken und Ihre ganz persönliche Schönheit liebevoll zum Ausdruck zu bringen.

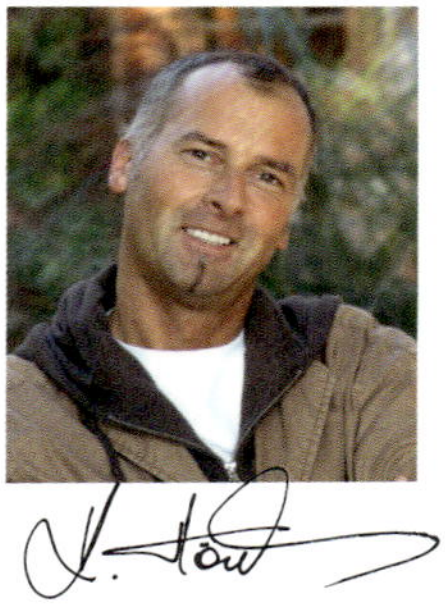

TEXTE / SPRÜCHE

Kurt Hörtenhuber

Wahre Schönheit lässt sich nicht bewerten, weil sie nicht allein im Aussehen sichtbar ist. Sie findet Ihren Ursprung unter der Oberfläche. Wenn wir unser Herz liebevoll pflegen, wird die „innere Schönheit" durch unsere Ausstrahlung sichtbar, vor allem aber spürbar.

In diesem Sinne wünsche ich Ihnen viel Freude bei Ihrer „Schönheitspflege".

Oups, da gibt's ja noch mehr...

Bücher

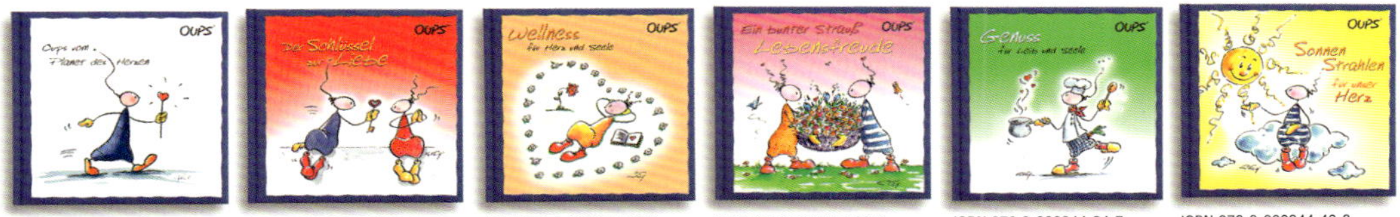

ISBN 978-3-9501644-0-4 | ISBN 978-3-9501644-2-8 | ISBN 978-3-900244-26-2 | ISBN 978-3-900244-60-6 | ISBN 978-3-900244-34-7 | ISBN 978-3-900244-40-8

Minibücher

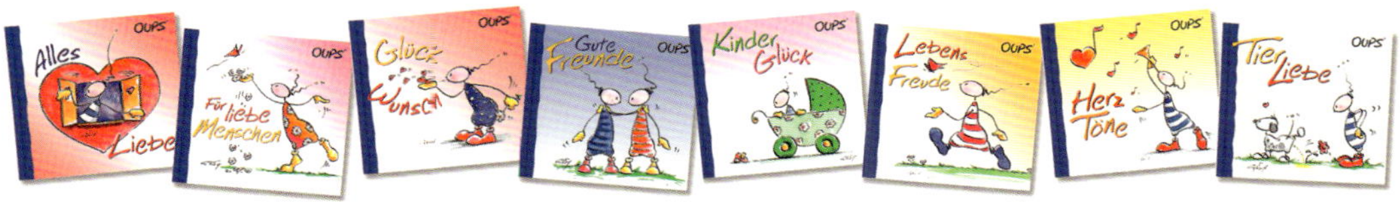

Hörbücher

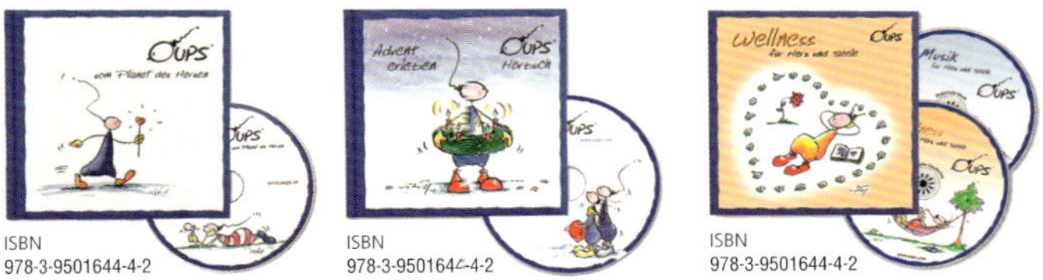

ISBN 978-3-9501644-4-2 | ISBN 978-3-9501644-4-2 | ISBN 978-3-9501644-4-2

...und Spiele, Puppen, Tassen, Kalender...

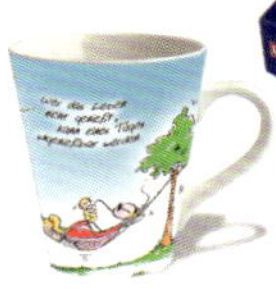

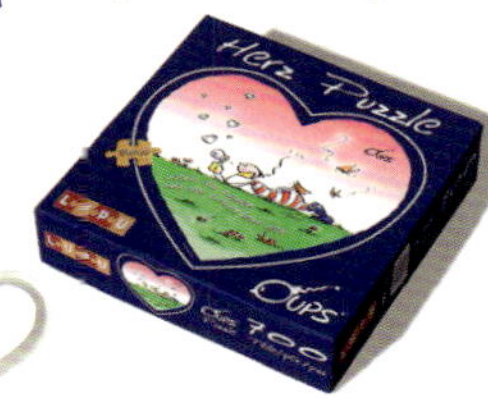

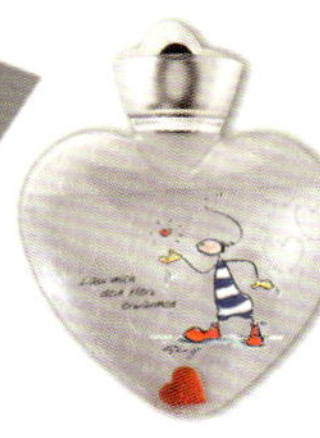

Fordern Sie unseren **kostenlosen Katalog** an:
www.oups.com
oder telefonisch unter:
+43-7752-82966-0
Verlag OUPS,
4910 Ried, Austria

Weiters in unserem Verlagsprogramm: Lichtvolles aus der Welt der Engel und Elfen

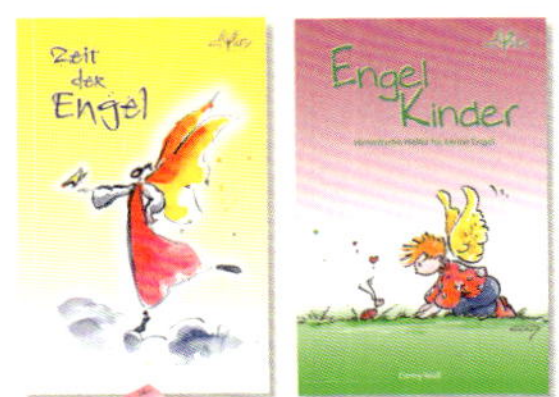

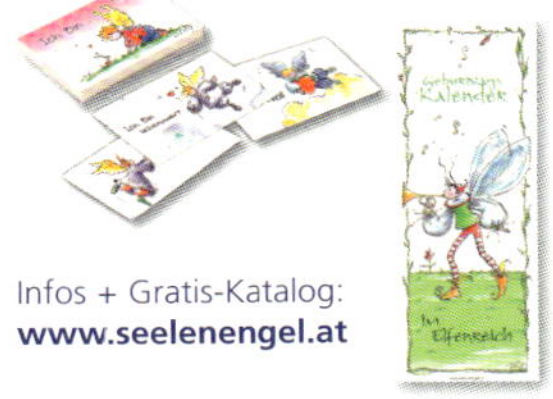

Infos + Gratis-Katalog:
www.seelenengel.at

KNAUR

Über die Autorin:
Lou Becker – ganz kurz vor 50 – lebt als alleinerziehende Mutter von fast erwachsenen Zwillingssöhnen in München. Um das nötige Kleingeld für den schnell wachsenden, ewig hungrigen und demnächst studierenden Nachwuchs zu verdienen, schreibt sie für Kundenzeitschriften, textet für Werbe- und PR-Agenturen und managt in Teilzeit den Empfangstresen einer mittelgroßen Unternehmensberatung.
»Rosen um halb fünf« ist eine Hommage an den großen Unbekannten, der ihr vor knapp einem Jahr anonym einen atemberaubenden Blumengruß nach Hause geschickt hat, nachmittags um halb fünf.